LE

COLON PELVIEN

CHEZ L'EMBRYON ET CHEZ LE NOUVEAU-NÉ

PAR

Le Dr Thomas JONNESCO

PROSECTEUR A LA FACULTÉ DE PARIS

Avec 65 figures, et 7 planches hors texte.

PARIS

G. STEINHEIL, ÉDITEUR

2, RUE CASIMIR-DELAVIGNE, 2

1892

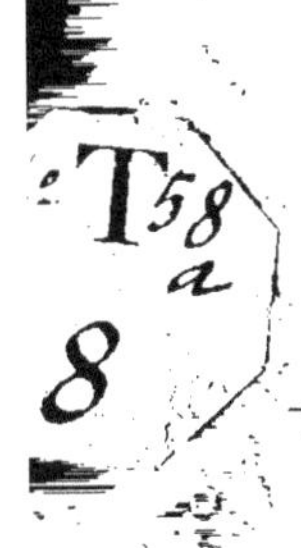

LE
COLON PELVIEN
CHEZ L'EMBRYON ET CHEZ LE NOUVEAU-NÉ

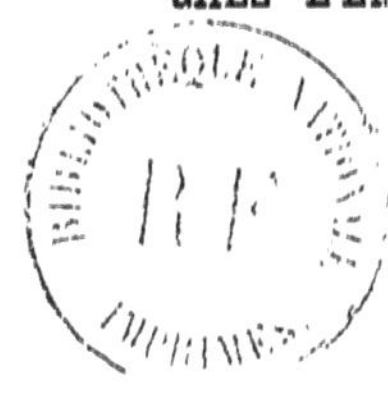

PAR

Le Dr Thomas JONNESCO

PROSECTEUR A LA FACULTÉ DE PARIS

Avec 65 figures, et 7 planches hors texte.

PARIS

G. STEINHEIL, ÉDITEUR

2, RUE CASIMIR-DELAVIGNE, 2

1892

Depuis assez longtemps j'ai commencé à réunir tous les documents nécessaires pour un travail complet sur l'anatomie descriptive et chirurgicale de ce que j'ai appelé, en 1889, le *côlon pelvien*. Des circonstances absolument indépendantes de ma volonté, m'ayant forcé de m'éloigner de Paris pendant un temps trop long, j'ai été forcé d'interrompre mon travail. Aussi ne pouvant pas faire paraître mon ouvrage en entier, immédiatement, je me suis décidé à en publier des fragments. Dans ma thèse de doctorat, j'ai déjà donné un rapide aperçu sur le côlon pelvien durant la vie intra-utérine. En publiant ce petit fascicule, ou mieux cet atlas, je cherche d'abord à rendre plus clairs les faits contenus dans ma thèse, en mettant sous les yeux du lecteur les figures et planches destinées à compléter la description du côlon pelvien chez l'embryon.

A l'anatomie du côlon pelvien chez l'embryon, j'ai cru utile d'ajouter quelques notes rapides sur le côlon pelvien du nouveau-né. De cette façon, j'ai pu donner une notion, trop succincte, il est vrai, du côlon pelvien chez l'embryon, dans ma thèse complétée par ce fascicule ; du côlon pelvien chez le nouveau-né, dans ce fascicule ; et enfin du côlon pelvien chez l'adulte, dans mon travail sur les hernies rétro-péritonéales (p. 132-144).

Faut-il ajouter, en terminant, que ce fascicule complémentaire de ma thèse, aussi bien que cette dernière, ne font qu'indiquer les faits que je développerai dans mon prochain travail ?

LE COLON PELVIEN CHEZ L'EMBRYON

— A —

Considérations sur le développement de l'intestin et de son mésentère.

Les figures 1, 2 et 3 montrent les trois stades du développement du tube digestif sous-diaphragmatique et du mésentère.

La figure 1, imitée d'après Toldt, représente la disposition du tube digestif sous-diaphragmatique chez l'embryon de six semaines (voir ma thèse, p. 13 et suivantes).

La figure 2 montre le début de la torsion de l'intestin et du mésentère primitif.

Dans la figure 3, la torsion de l'intestin et du mésentère est accomplie. Cette torsion se fait autour d'un point unique répondant au point d'implantation de l'artère mésentérique supérieure sur l'aorte (M. S.).

LÉGENDE DES FIGURES 1, 2 et 3 :

E, estomac. — D, duodénum. — C, cæcum. — RO, le ruban ombilical de Toldt. — BD, branche descendante du ruban. — Ba, branche ascendante du ruban. – IT, intestin terminal. — MT, mésentère terminal (Jonnesco). — A, aorte. — TC, tronc cœliaque. — MS, artère mésentérique supérieure. — MI, artère mésentérique inférieure. — R, rate. — P, pancréas. — J, jéjunum. — CT, côlon transverse. — CA, côlon ascendant. — CD, côlon descendant. — CP, côlon pelvien (futur).

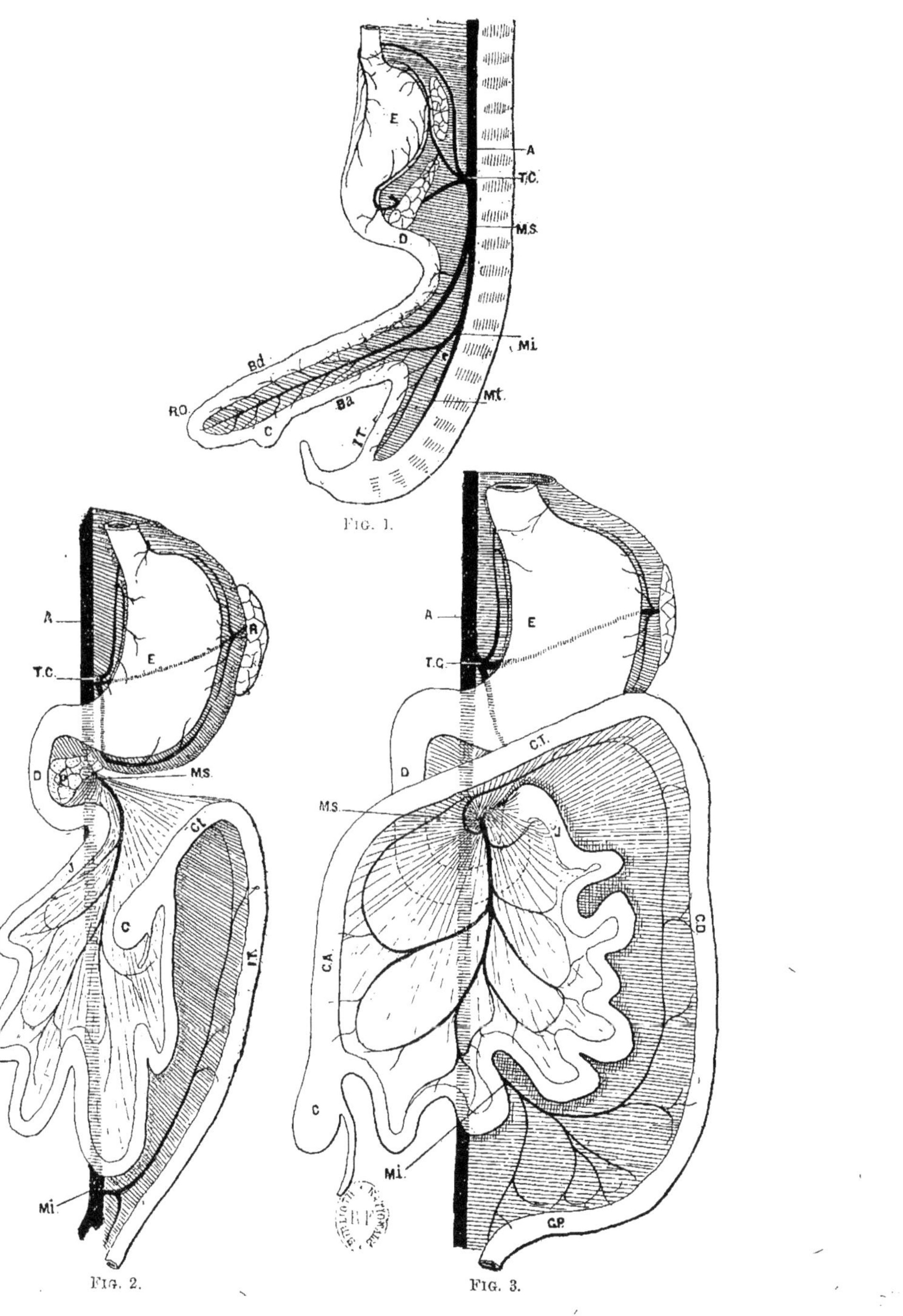

Fig. 1.

Fig. 2.

Fig. 3.

Les figures 4, 5, 6, 7 et 8 sont la reproduction fidèle des figures de Toldt. Elles représentent la disposition de l'intestin et du mésentère trouvée par cet auteur sur les embryons, et dont nous avons résumé la description dans notre thèse.

La figure 4 représente la situation du gros intestin et de son mésentère sur un embryon de la fin du 3e mois. Le paquet de l'intestin grêle est renversé en haut. (L'embryon est grossi environ deux fois.) Voir la description complète dans ma thèse, p. 17.

La figure 5 représente la cavité abdominale d'un embryon de la fin du 3e mois. La plus grande partie du foie, ainsi que le paquet de l'intestin grêle a été enlevée. Le mésentère de ce dernier est conservé en grande partie. On voit la situation du duodénum (d), de la flexura duodeno-jejunalis (fd) et des différentes portions du gros intestin. (Voir ma thèse, p. 18.)

La figure 6 représente une préparation analogue à la précédente sur un embryon de la première moitié du 4e mois. (Voir ma thèse, p. 19.) Cette figure est comme la précédente grossie à peu près du double.

La figure 7 montre la cavité abdominale d'un embryon de cinq mois. La flexure sigmoïdea ainsi que la portion inférieure du côlon descendant sont rejetés en haut avec leur méso correspondant. A côté du rein gauche on voit l'entrée du recessus intersigmoïdeus (ri). Voir thèse, p. 21.

La figure 8 représente le même embryon que la figure précédente. La flexura sigmoïdea est laissée en place. On a introduit dans le recessus intersigmoïdeus une fine spatule (sp) qu'on voit par transparence à travers le mésocôlon descendant et dont l'extrémité remonte jusqu'au niveau du recessus duodéno-jéjunal (rd).

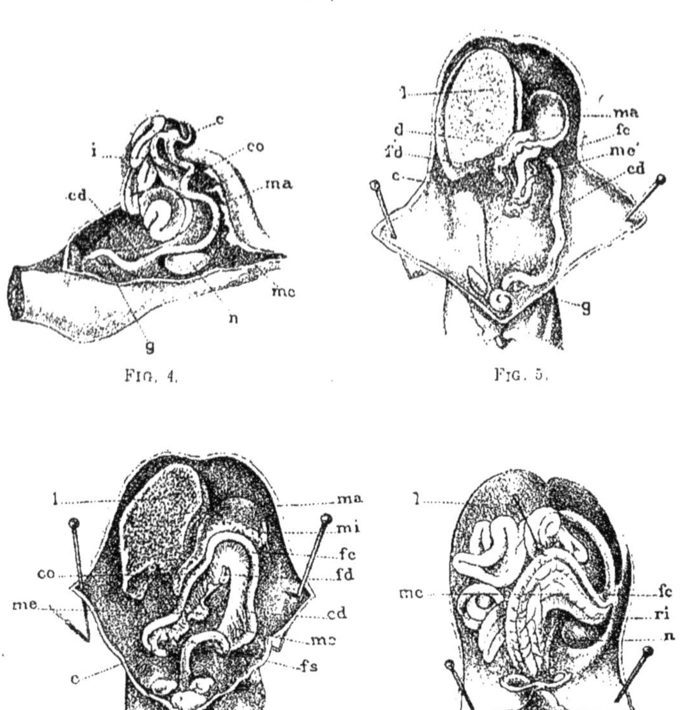

FIG. 4.

FIG. 5.

FIG. 6.

FIG. 7.

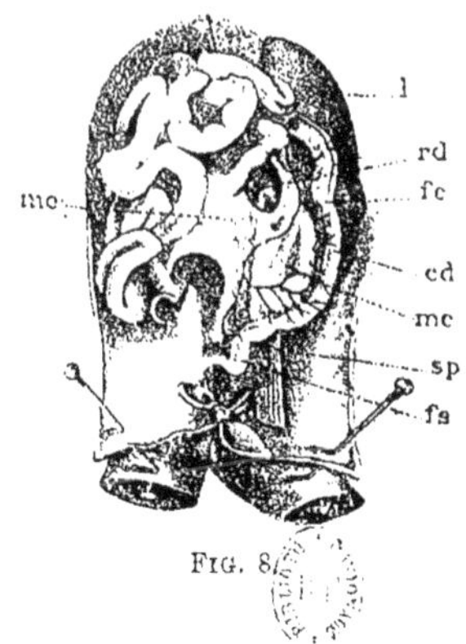

FIG. 8.

— C —

Les figures 9, 10, 11, 12, 13, 14, 15, 16, 17, 18 et 19 sont des schémas destinés à expliquer les trois théories émises sur le mode de disparition du mésocôlon descendant primitif et de son remplacement par le mésocôlon descendant secondaire ou définitif.

Les schémas 9, 10 et 11 montrent le mode de disparition du mésocôlon descendant primitif, par développement inégal de la paroi abdominale et du péritoine : *théorie de Treitz*. En suivant le feuillet gauche du mésocôlon descendant primitif, représenté figure 9 (M. D. p.), sur les deux autres figures, on le voit très raccourci déjà sur la figure 10 (M. D. tr.), pour disparaître presque sur la fig. 11, où le mésocôlon descendant a pris sa disposition définitive (M. D. s.). Ce feuillet gauche a été donc employé à couvrir la paroi abdominale, dont le développement s'est fait plus rapidement que celui du péritoine. Théorie fausse.

Les schémas 12, 13 et 14, sont destinés à expliquer la *théorie de Waldeyer*, d'après laquelle le mésocôlon descendant primitif se transformerait en mésocôlon descendant secondaire ou définitif par le fait du développement du rein. Celui-ci emploierait les deux lames de ce méso pour s'en couvrir. Théorie fausse.

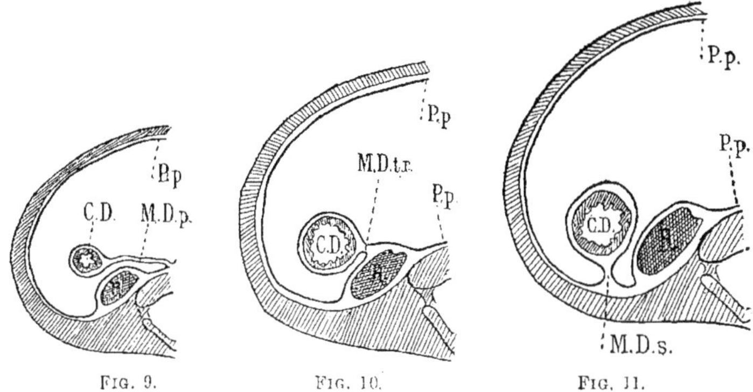

FIG. 9.

FIG. 10.

FIG. 11.

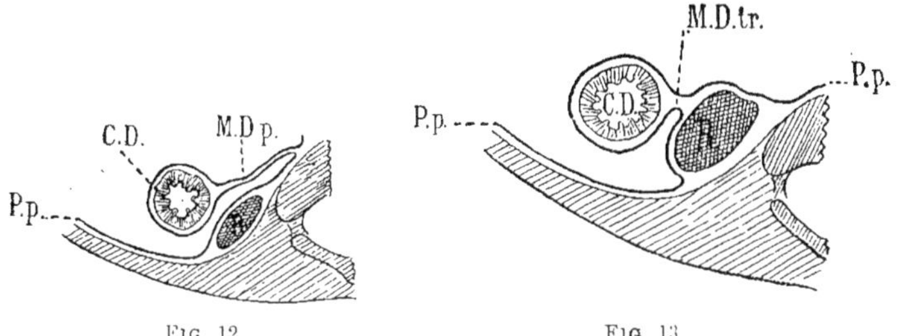

FIG. 12.

FIG. 13.

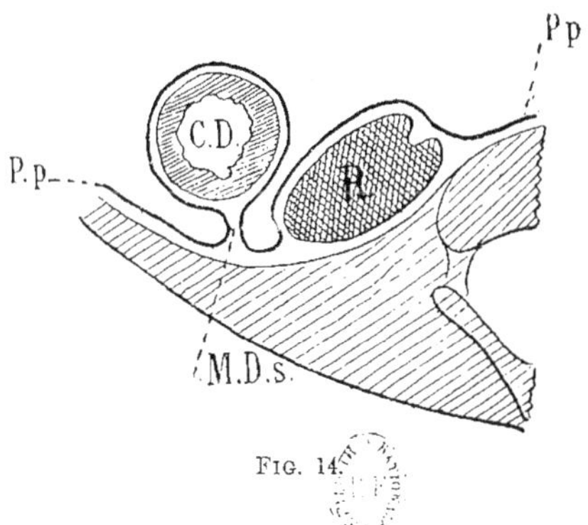

FIG. 14.

Les figures 15, 16, 17, 18 et 19 montrent le mode de disparition du mésocôlon descendant primitif par coalescence de son feuillet gauche avec le péritoine pariétal : *théorie de Toldt*. Les figures 15 et 16 représentent une coupe horizontale du tronc passant par l'extrémité supérieure du rein gauche avant (fig. 15) et après (fig. 16) la coalescence. Les figures 17 et 18 représentent une coupe passant par l'extrémité inférieure du rein avant (fig. 17) et après (fig. 18) la coalescence. La coalescence s'est faite devant le rein et devant la colonne vertébrale (L. d. c.), mais elle manque au niveau de la dépression limitée par ses deux saillies et qui répond à l'uretère (U) : d'où formation de la fossette *intersigmoïde* (F. s.) (voir ma thèse, p. 21). La figure 19 représente une coupe horizontale passant par la fosse iliaque gauche. Elle montre que le méso (M. p.) du futur côlon pelvien (C. P.) ne subit pas le sort du mésocôlon descendant, il reste, même sur l'embryon âgé, à l'état de mésentère primitif.

LÉGENDE DES FIGURES.

R., rein. — C. D., côlon descendant. — P. p., péritoine pariétal. — M. D. p., mésocôlon descendant primitif. — M. D. tr., mésocôlon descendant transitoire. — M. D. s. mésocôlon descendant secondaire. — L. d. c., ligne de coalescence du mésocôlon descendant primitif au péritoine pariétal. — Ur., uretère. — F. s., fossette intersigmoïde. — C. P., côlon pelvien (futur). — M. p., mésocôlon pelvien. — V. L., cinquième vertèbre lombaire.

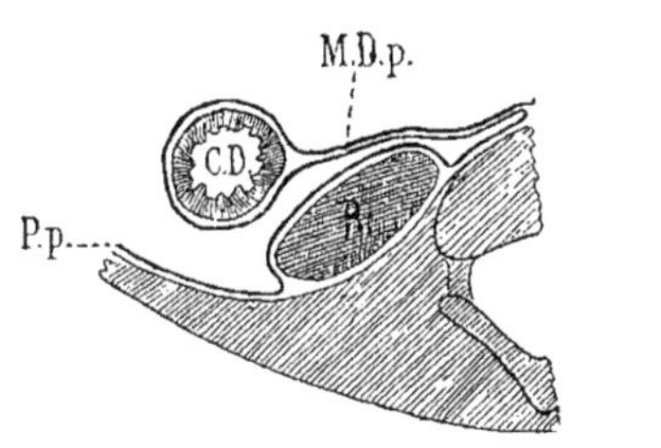

Fig. 15.

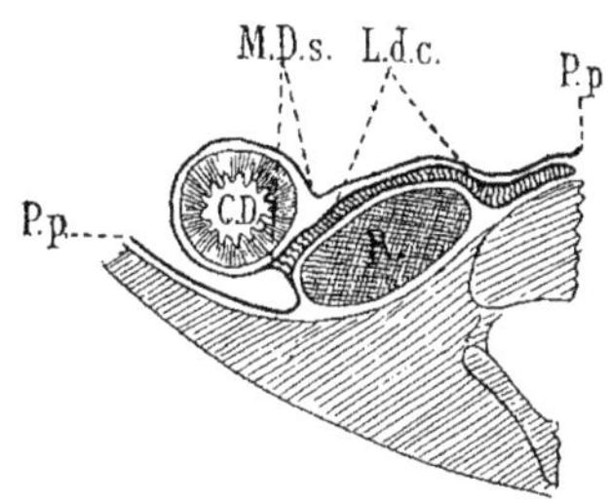

Fig. 16.

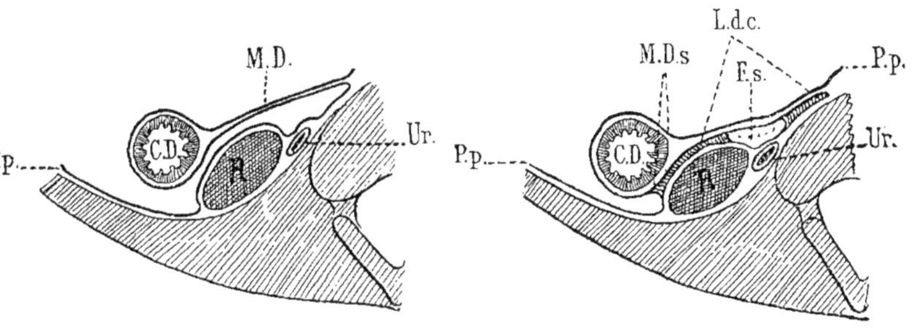

Fig. 17.

Fig. 18.

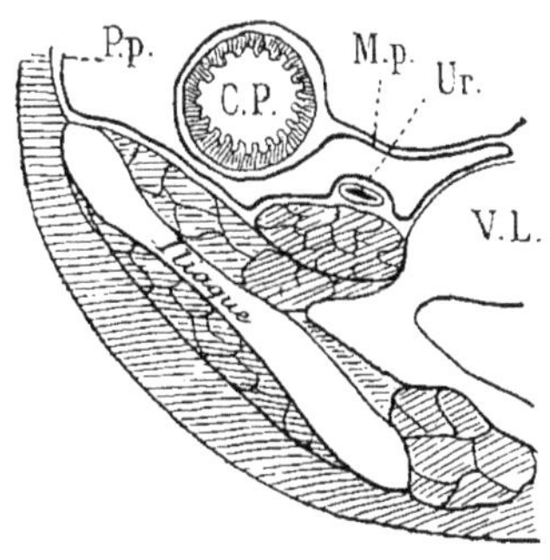

Fig. 19.

— D —

Les figures 20, 21 et 22, reproduites d'après Toldt, montrent le processus histologique de la coalescence du mésocôlon descendant primitif (M. c. d.) au péritoine pariétal (P. p.)

LÉGENDE DES FIGURES

Fig. 20. — Coupe horizontale à travers le tronc d'un embryon humain à la fin du 4e mois (grossie 35 fois). — M. c. d. mésocôlon descendant. — N. k., capsule fibreuse du rein. — S. B., paroi abdominale latérale. — G., coupes transversales de vaisseaux sanguins. — Sp., fentes entre le mésocôlon descendant et le péritoine pariétal.

Les points a et b marqués par des pinces sont figurés sous un grossissement beaucoup plus fort dans les figures 21 et 22. (Objectif 8 de Reichert, oc. 2.)

Les indications pour les figures 21 et 22 sont les mêmes que pour la figure 20.

La théorie de la coalescence, émise tout d'abord par Langer et défendue surtout par Toldt, est admise actuellement par la plupart des embryologistes : His, Hertwig, Tarenetzky, etc. Koelliker seul s'y oppose. J'ai pu contrôler sur un assez grand nombre d'embryons la théorie de Toldt, et je me suis convaincu de son bien fondé. Du reste dans mes travaux antérieurs je l'avais déjà soutenue. Prochainement je la discuterai longuement et montrerai pourquoi cette théorie seule peut être acceptée.

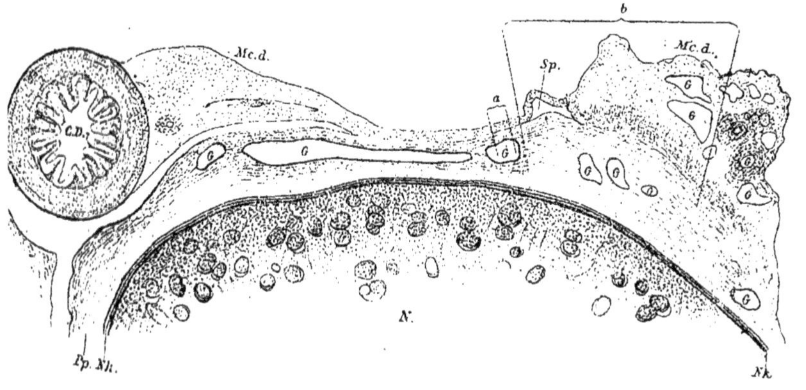

FIG. 20.

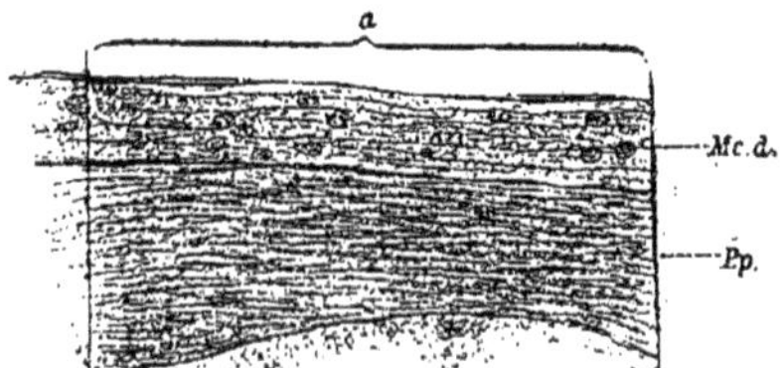

FIG. 21.

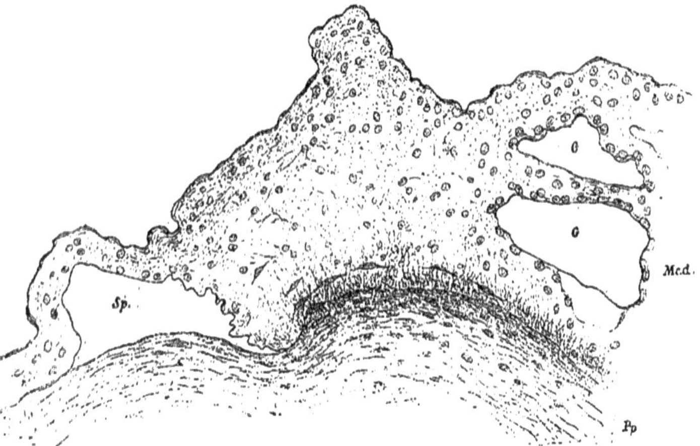

FIG. 22.

— E —

La figure 23 est destinée à montrer les diverses étapes que traverse la formation du mésocôlon pelvien définitif et de sa fossette dite intersigmoïde. (Voir ma thèse, p. 32 à 39.)

Le mésentère primitif (rp. rp.) de l'intestin terminal ou côlon gauche, se transforme peu à peu en mésocôlon pelvien définitif (rp. e, e e') par le processus de coalescence, processus qui débute à la partie supérieure de sa racine (rp.). Par suite de cette adhérence, une partie de la racine du mésentère s'est déplacée, elle se dirige obliquement de bas en haut et de droite à gauche : La *racine secondaire* (a a') fait, avec la *racine primitive* (rp) du mésentère terminal un angle obtus. Peu à peu le processus de coalescence faisant des progrès constants, la racine secondaire se déplace, elle s'abaisse et l'angle qu'elle fait avec la racine primitive devient moins obtus d'abord (b b'), puis droit (c c'), pour finir par être aigu (d d' et e e'). En même temps que l'abaissement de la racine secondaire, la racine primitive se trouve de plus en plus raccourcie (comparer rp. a, rp. b, rp. c, rp. d, rp. e) ; l'angle que forment les deux lignes d'insertion ou racines, et au niveau duquel se trouve la fossette intersigmoïde (dont le siège se trouve indiqué par les petites hachures), s'abaisse successivement pour prendre sa situation définitive en e. Quelquefois pourtant le processus de coalescence est moins actif au niveau de l'angle, au point de rencontre des deux racines. On peut observer alors avec une situation définitive les deux racines (rp. e, e e'), un entonnoir très profond au niveau de leur rencontre. Cela explique la possibilité de trouver chez l'embryon âgé, chez le nouveau-né, voire même chez l'adulte, une fossette intersigmoïde très profonde avec un mésocôlon pelvien dont la ligne d'insertion pariétale (racines primitive et secondaire) s'est normalement développée.

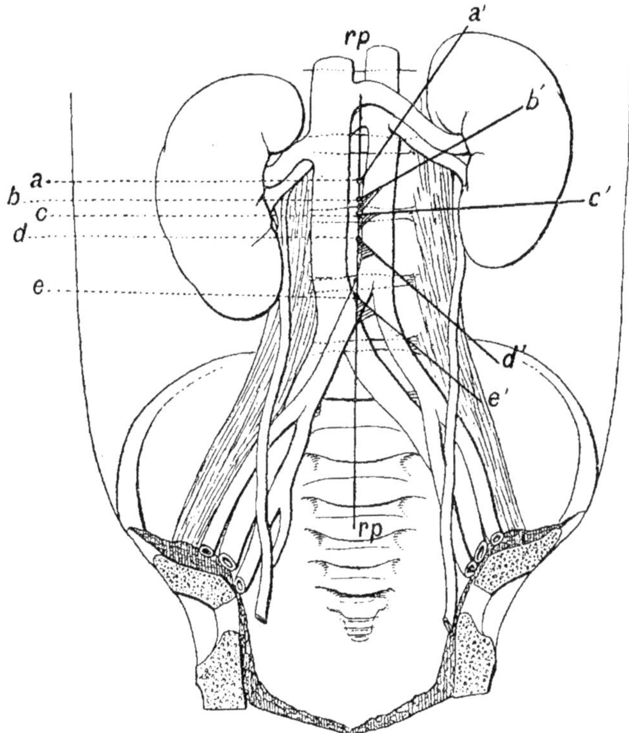

FIG. 23.

LE COLON PELVIEN CHEZ LE NOUVEAU-NÉ

— A —

Situation du côlon pelvien.

I

Les figures 24, 25, 26, 27, 28 et 29, reproduites d'après Bourcart (situation de l'S iliaque chez le nouveau-né, thèse de Paris, 1863), montrent les diverses situations du côlon pelvien décrites par cet auteur :

1. *Position ascendante* (fig. 24 et 25), la plus fréquente (111 fois sur 150), l'S iliaque présente trois anses : une première se dirige vers la fossette inguinale gauche; une deuxième est toujours ascendante, remonte plus ou moins haut; la troisième, petite, est située sur les limites du petit bassin.

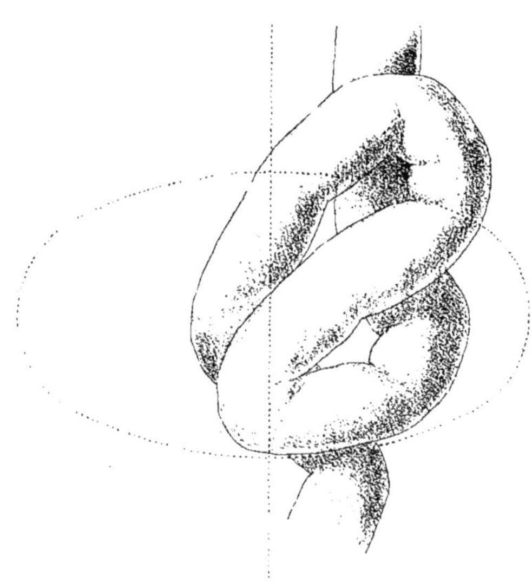

Fig. 24.

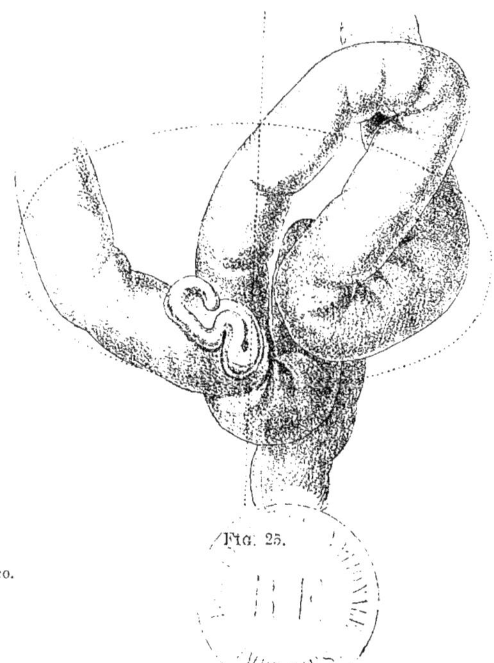

Fig. 25.

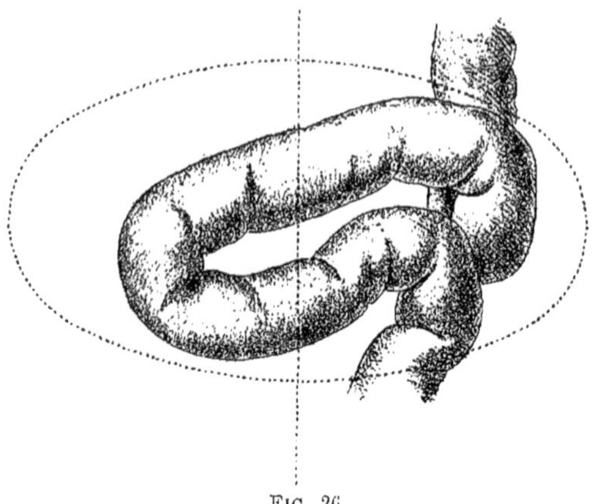

Fig. 26.

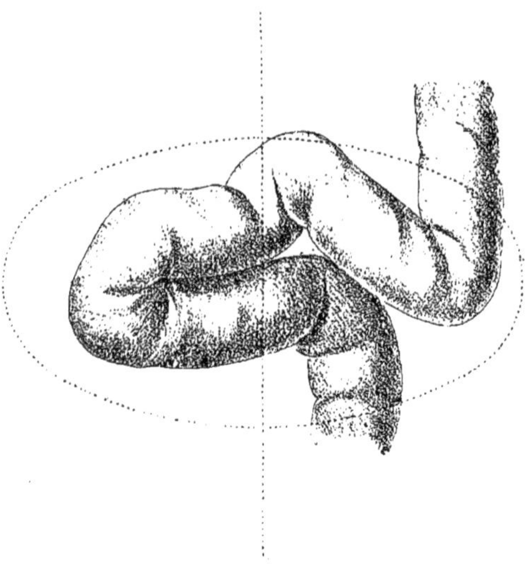

Fig. 27.

2. *Position transversale* (fig. 26 et 27), rencontrée 33 fois sur 150. Cette position est caractérisée par la direction transversale de l'anse principale, dont une partie plus ou moins considérable occupe la fosse iliaque droite.

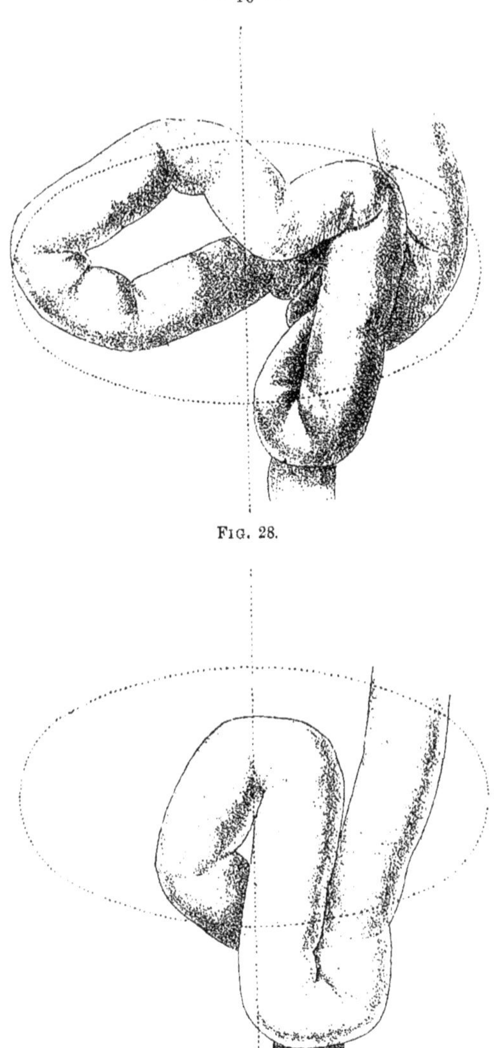

Fig. 28.

Fig. 29.

3 *Position descendante* (fig. 28 et 29), tout à fait exceptionnelle, rencontrée 6 fois seulement. Dans cette position, la grande anse est située dans l'excavation pelvienne, entre le rectum et la vessie, et sur les parties latérales gauches chez le petit garçon ; et chez la petite fille, à gauche du rectum et en arrière du ligament large.

II

Les figures 30 à 43 montrent les diverses dispositions du côlon pelvien chez le nouveau-né. Dans la figure 30 on voit la situation la plus fréquente du côlon pelvien : le côlon descendant (C. D.) aborde la fosse iliaque vers le milieu de la crête de l'os des îles. Le côlon iliaque (C. I.) traverse presque directement la fosse iliaque. Le côlon quitte cette dernière, se dirige parallèlement au promontoire, vers la fosse iliaque droite (C. P.); au bord de cette dernière, le côlon se réfléchit pour pénétrer dans la cavité pelvienne. Après s'être deux fois recourbé sur lui-même, le côlon s'applique à la concavité sacrée et va se terminer dans une partie évasée : l'ampoule rectale (A. R.), pour sortir ensuite du pelvis à travers son plancher.

Il me paraît inutile de donner ici une description détaillée de chaque disposition représentée. Un rapide coup d'œil jeté sur ces figures suffit pour comprendre ce trajet.

Je dirai seulement que le côlon pelvien dans les cas représentés dans les figures 37, 38, 39, 40 et 41, était distendu par des gaz ou par le méconium.

J'ai représenté, figure 42, un côlon pelvien surdistendu par une injection à la gélatine : on voit que le côlon pelvien a quitté la cavité pelvienne pour venir former plusieurs anses dans la cavité abdominale.

Enfin, dans la figure 43, j'ai représenté un cas de côlon pelvien surdistendu par une injection d'air. Dans ce cas, le côlon pelvien, avant la surdistension, occupait entièrement la cavité pelvienne.

Toutes ces figures sont moitié grandeur naturelle. La charpente des figures est dessinée d'après une préparation faite par moi sur un nouveau-né.

LÉGENDE DE LA FIGURE 30

R. R., rein. — A., aorte. — V. c., veine cave inférieure. — V. l., cinquième vertèbre lombaire. — J. c., artère iliaque externe. — V. I. c., veine iliaque externe. — A. o., artère ombilicale. — U., uretère. — C. D., côlon descendant. — C. I., côlon iliaque. — C. P., côlon pelvien. — A. R., Ampoule rectale.

J'ai cru inutile de répéter la légende sur les autres figures vu leur simplicité.

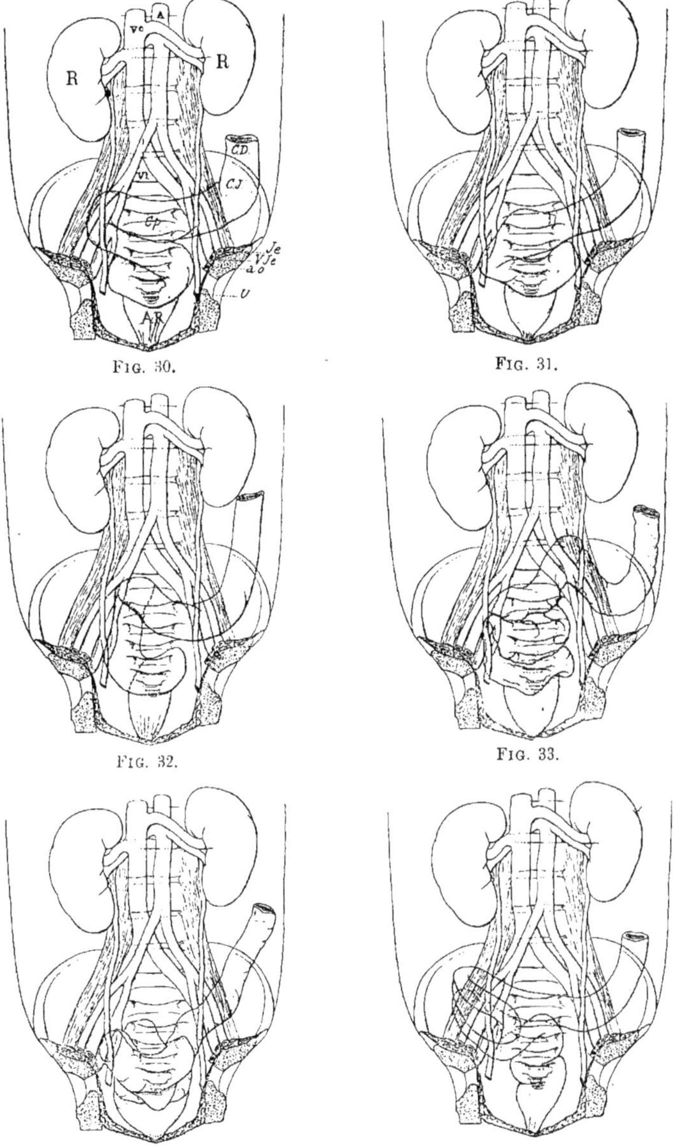

FIG. 30.

FIG. 31.

FIG. 32.

FIG. 33.

FIG. 34.

FIG. 35.

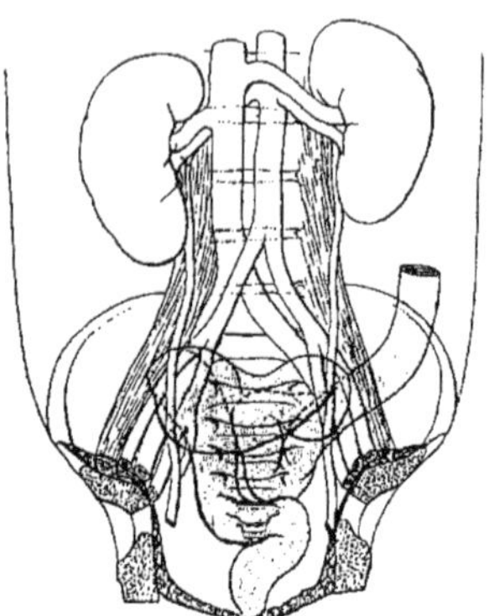

Fig. 36.

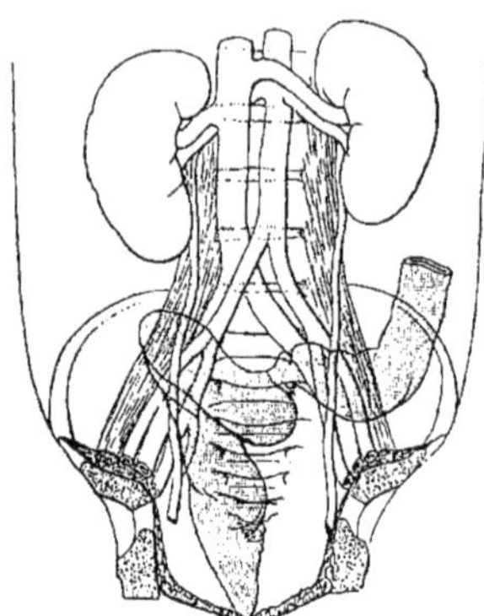

Fig. 37.

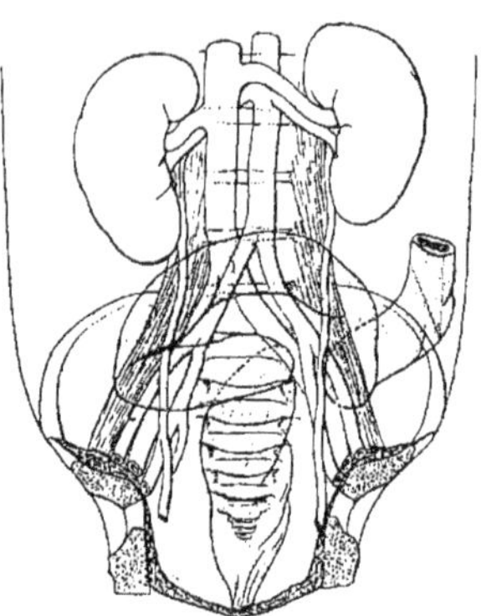

Fig. 38.

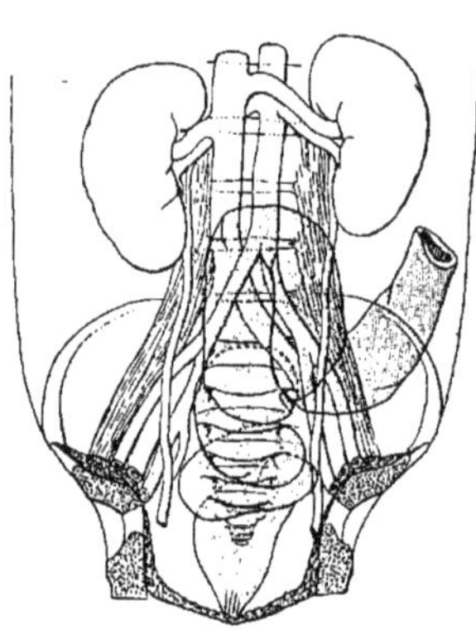

Fig. 39.

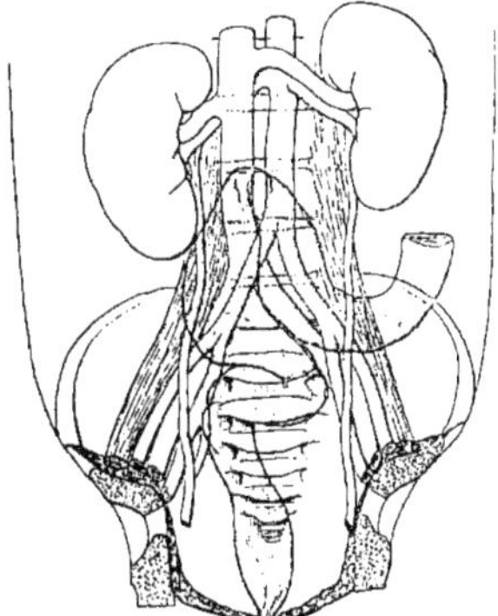

Fig. 40.

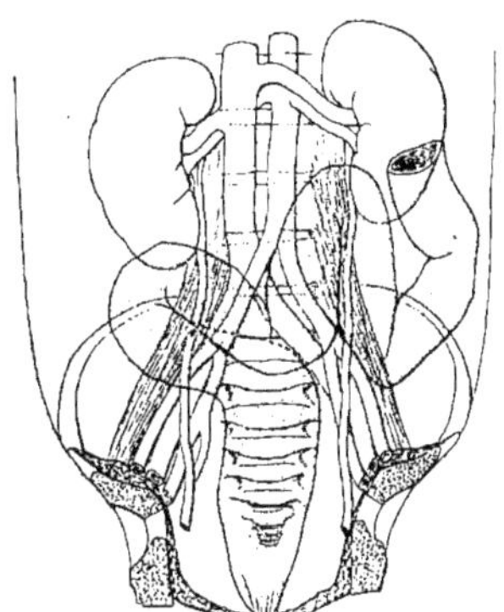

Fig. 41.

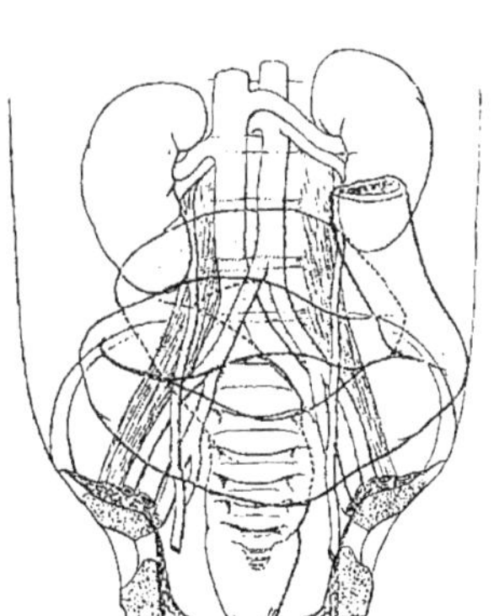

Fig. 42.

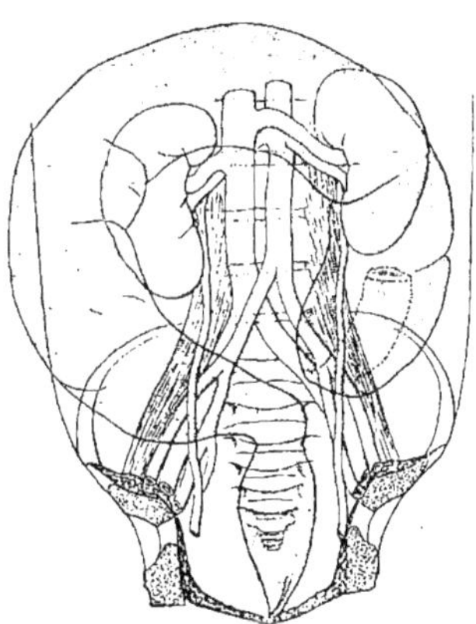

Fig. 43.

— B —

Mésocôlon pelvien et fossette intersigmoïde.

Les figures 44 à 60 montrent une série de tracés de la ligne d'insertion pariétale des mésocôlons pelviens et iliaque, et la fossette intersigmoïde.

Sur chaque nouveau-né examiné, après avoir étudié la situation des côlons pelviens et iliaque, je marquais à l'aide d'épingles implantées profondément la racine des mésocôlons, la largeur de l'orifice de la fossette, et le sommet de celle-ci. Puis je sectionnais les mésos près de la paroi abdominale, iliaque et pelvienne, et contrôlais de nouveau les lignes indiquées par les épingles, après quoi, je faisais une disection attentive pour mettre à nu les organes importants comme points de repère : vaisseaux, colonne vertébrale, fosse iliaque et paroi sacro-coccygienne. Ceci fait je transportai sur le dessin qui m'avait déjà servi pour le tracé de la position du côlon, les résultats obtenus. De plus, je modifiai sur chaque figure la situation de l'uretère gauche pour lui donner celle que cet organe avait sur le sujet étudié (le trajet de l'uretère est indiqué soit par deux lignes pointillées, soit par deux lignes pleines modifiant le trajet primitif de l'uretère indiqué sur chaque figure). On sait que l'uretère a des rapports importants avec la fossette intersigmoïde, c'est pourquoi j'ai cherché à traduire sa véritable situation dans chaque cas.

Il me paraît inutile de décrire plus longuement ces schémas ; je vais indiquer seulement la légende de la figure 44, qu'on n'aura qu'à reporter sur les autres : R. R., reins. — Vc., veine cave inférieure. — A., aorte. — II, première vertèbre lombaire. — I. S., première vertèbre sacrée. — C, première pièce du coccyx. — U. uretère. — I e., artère iliaque externe. — V I e., veine iliaque externe. — A. O., artère ombilicale. — Or., orifice de la fossette intersigmoïde. — S., sommet ou fond de la fossette intersigmoïde. Le trait noir plein indique la ligne d'insertion pariétale des mésocôlons iliaque et pelvien. Les hachures indiquent la fossette intersigmoïde.

Toutes ces figures sont moitié grandeur naturelle.

Les figures 59 et 60 montrent deux cas où la fossette intersigmoïde manquait.

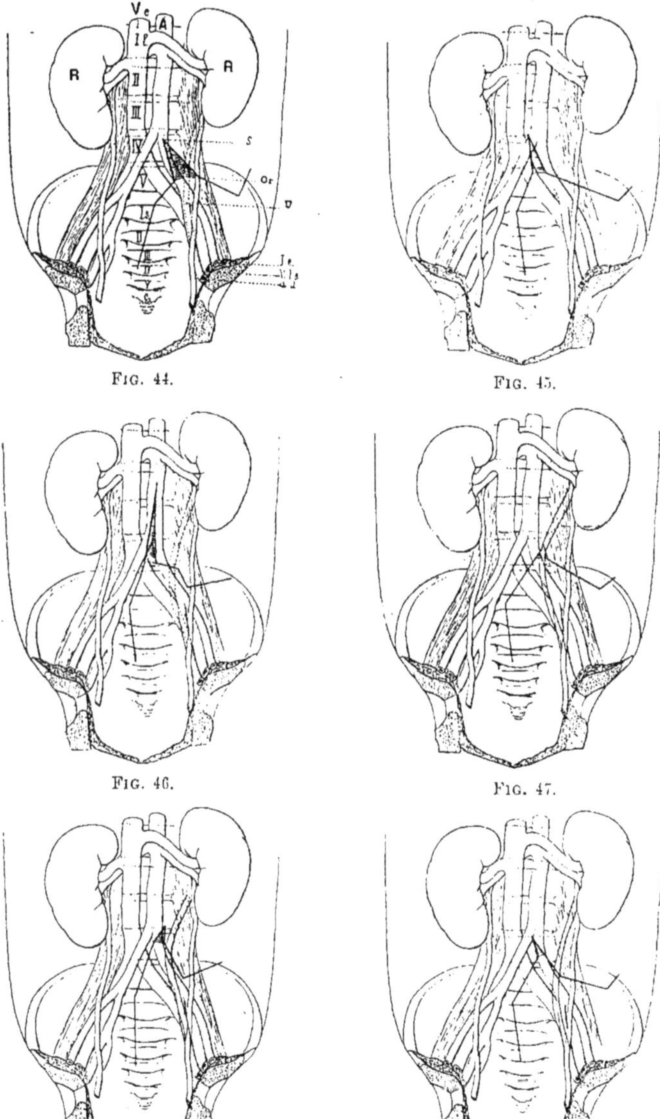

FIG. 44.

FIG. 45.

FIG. 46.

FIG. 47.

FIG. 48.

FIG. 49.

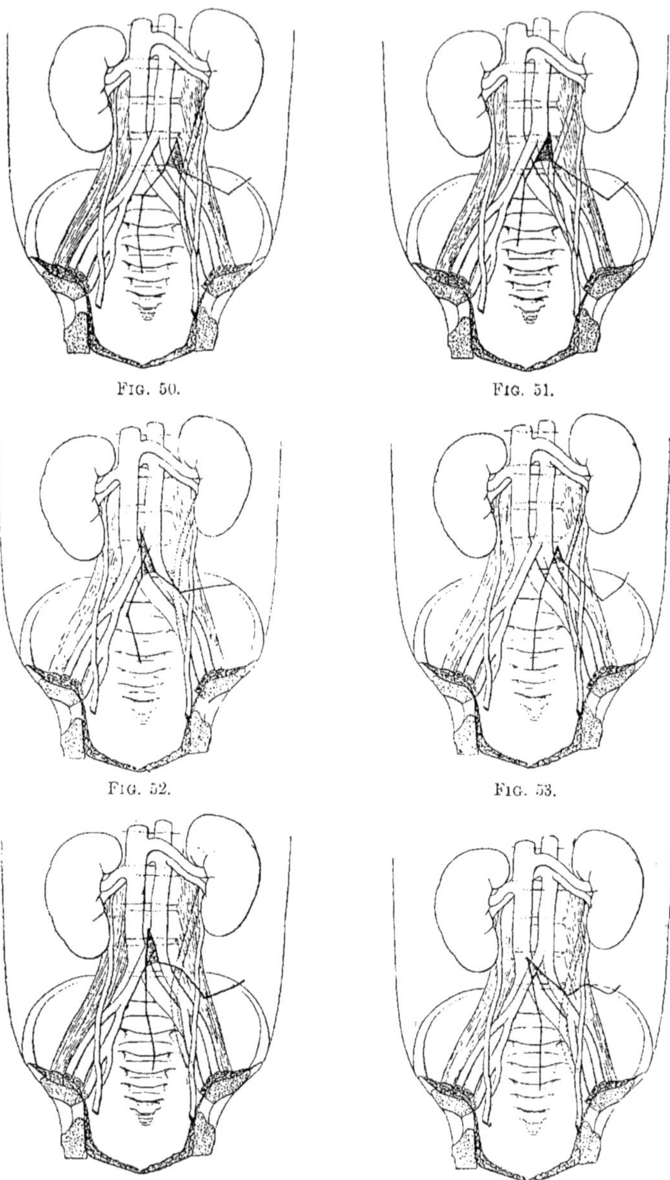

Fig. 50.

Fig. 51.

Fig. 52.

Fig. 53.

Fig. 54.

Fig. 55

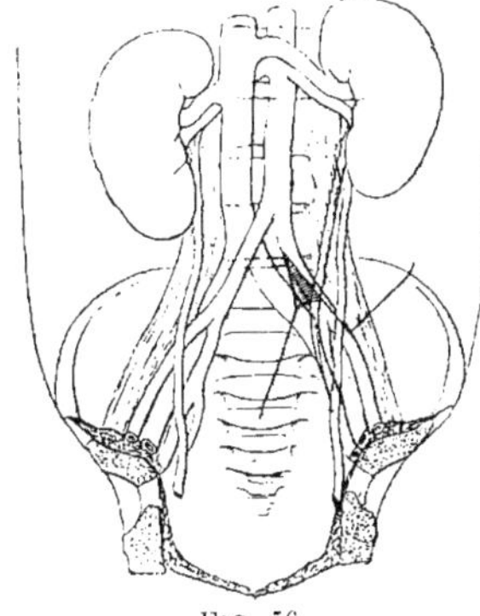
Fig. 56.

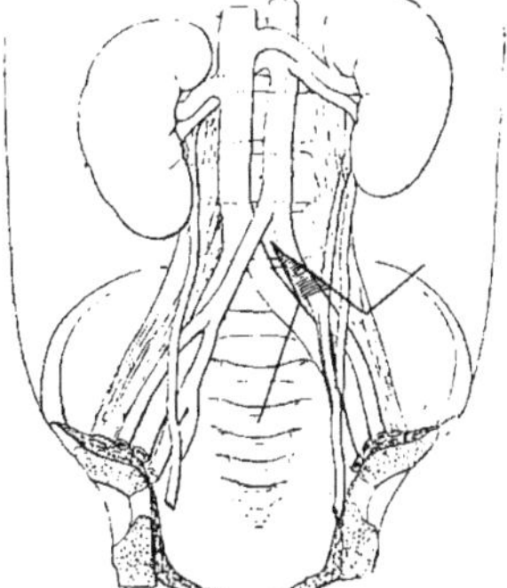
Fig. 57.

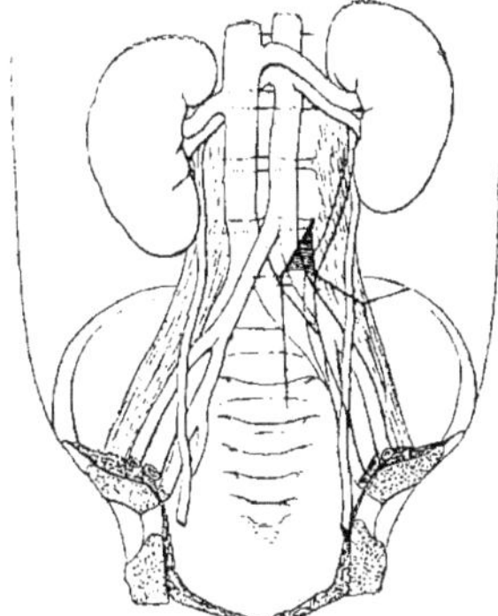
Fig. 58.

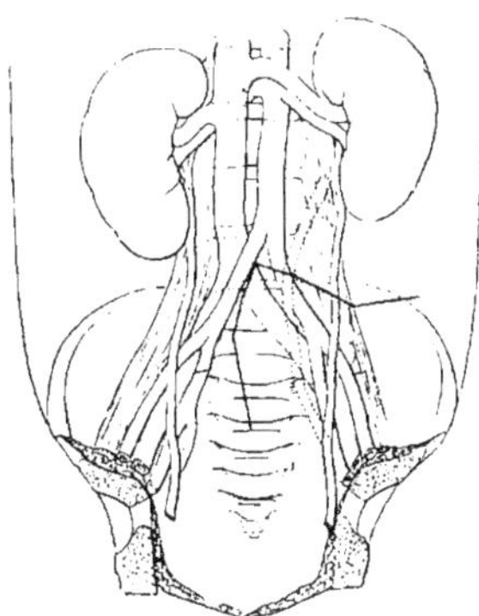
Fig. 59.

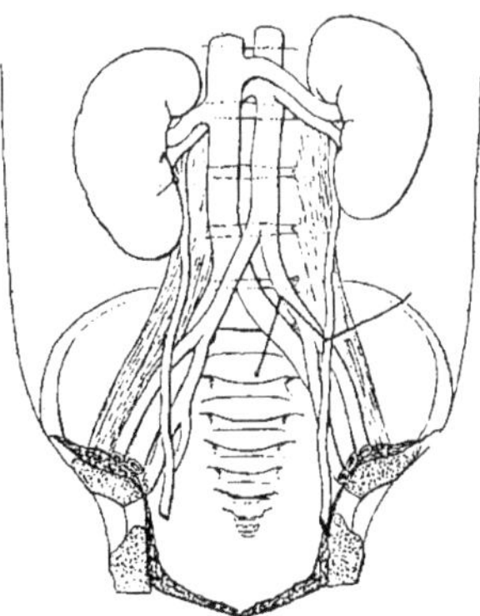
Fig. 60.

Les figures 61 et 62, sont des demi-schémas destinés à montrer la fossette intersigmoïde du nouveau-né.

La figure 61 représente une coupe sagittale et médiane du bassin d'un nouveau-né (grandeur naturelle). Le côlon pelvien (C P.) relevé et renversé en haut laisse voir l'orifice de la fossette intersigmoïde (Or) situé à la racine du mésocôlon pelvien (m. c. p.). La fossette (marquée par des hachures) se trouve limitée, en avant par les deux lames du mésocôlon pelvien (m. c. p.), en arrière par le péritoine pariétal (P. p.), qui monte de la cavité pelvienne et après avoir formé un petit repli au niveau de l'entrée de la fossette, va tapisser le plancher de celle-ci pour se continuer au niveau du sommet de la fossette (S) avec le feuillet inférieur du mésocôlon pelvien.

LÉGENDE DE LA FIGURE 61.

3, 4, 5. Troisième, quatrième et cinquième vertèbres lombaires. — P s, 2, première et deuxième vertèbres sacrées. — A i p d, la lumière de l'artère iliaque primitive droite sectionnée. — A J e, artère iliaque externe. — A O, artère ombilicale. — U. uretère. — P. p. P. p., péritoine pariétal. — C P., côlon pelvien. — M c p., mésocôlon pelvien. — Or., orifice de la fossette intersigmoïde. — S., sommet de la fossette intersigmoïde.

La figure 62 représente une coupe horizontale du tronc d'un nouveau-né passant au niveau de la symphyse sacro-iliaque (deux fois grandeur naturelle).

On y voit la fossette intersigmoïde (Fi) coupée en travers, et limitée : en avant par les deux lames du mésocôlon pelvien comprenant dans leur épaisseur les artères hémorrhoïdale supérieure (a h s), sigmoïdes droite (a s d), moyenne (a s m) et gauche (a s g). En arrière la fossette est limitée par une seule lame péritonéale appartenant au péritoine pariétal primitif avant toute coalescence, et séparant la fossette de l'uretère (U) et de l'artère iliaque primitive gauche (a i p).

LÉGENDE DE LA FIGURE 62.

VL, cinquième vertèbre lombaire. — S., os iliaque. — C I., côlon iliaque. — P. p., péritoine pariétal. — Fi, fossette intersigmoïde. — A. i p., artère iliaque primitive gauche. — a h s., artère hémorrhoïdale supérieure. — A s d, a.s. m, a s g, artères sigmoïdes droite, moyenne et gauche. — U., uretère.

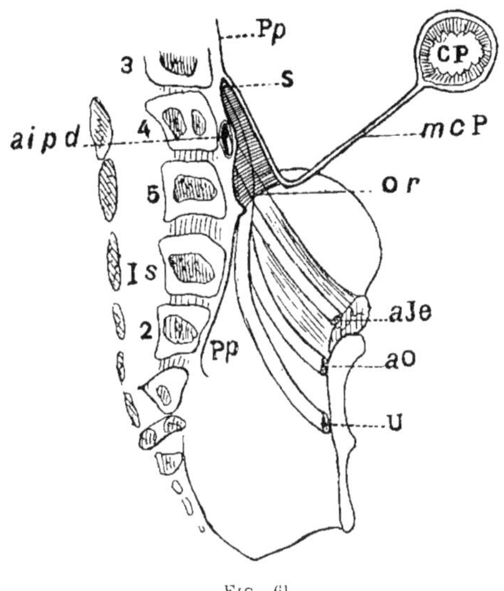

Pp
3
S
CP
aipd
4
mcP
5
or
Is
aJe
2
Pp
aO
U

Fi
J
VL
U
a.J.p
asg
C.J.
Pp
ahs
asd
asm

Fig. 61.

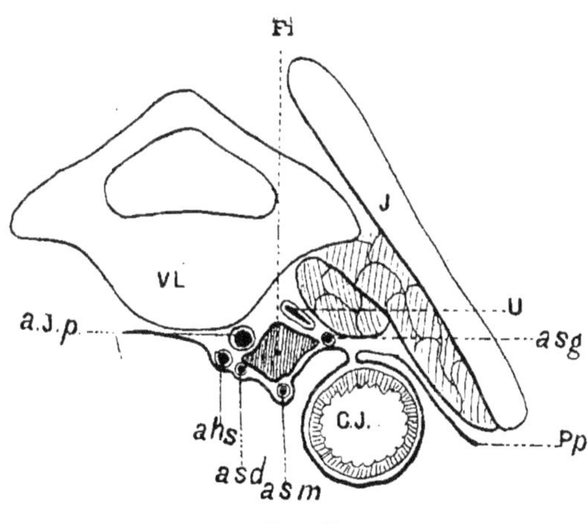

Fig. 62.

Les figures 63, 64 et 65 représentent une anomalie intéressante du côlon gauche chez un nouveau-né. Le côlon descendant, arrivé au-dessous du rein gauche se divise (fig. 63) directement de gauche à droite, atteint le flanc droit au niveau du rein droit. là il se recourbe, se dirige de droite à gauche en passant au-devant de l'entrée du bassin, et atteint la fosse iliaque gauche. Dans

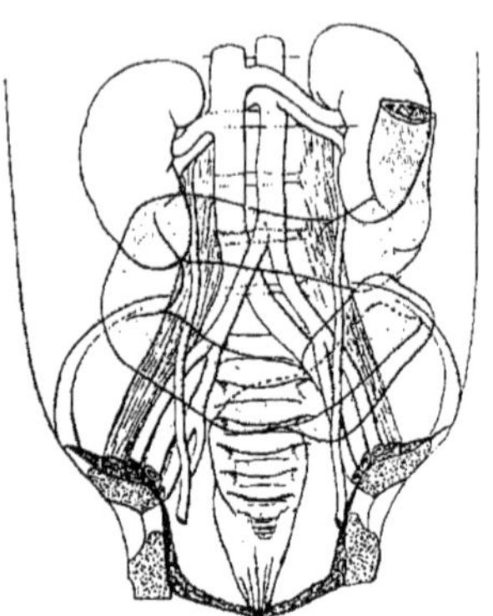

FIG. 63.

cette dernière le côlon se recourbe une dernière fois et se dirige de gauche à droite, atteint le rebord gauche de l'entrée du petit bassin, dans lequel il pénètre en longeant son flanc gauche.

Dans toute cette étendue le côlon présentait un mésentère dont la ligne d'insertion pariétale suivait exactement la direction du côlon.

La figure 64 montre la première anse de ce côlon relevée et renversée (C). La figure 65 montre la deuxième anse ou pelvienne relevée. On peut voir sur cette dernière figure que cette anse représente le véritable côlon pelvien (Cp) mais dont le trajet se trouve complètement interverti par suite de l'existence de la première anse colique sus-mentionnée.

En effet le côlon pelvien (c p) se dirige de droite à gauche, de la fosse iliaque droite vers la gauche, atteint celle-ci, et pénètre dans la cavité pelvienne contre son flanc gauche, au lieu de l'aborder à droite comme à l'ordinaire. On n'a du reste qu'à comparer cette figure à notre planche VI pour bien voir la disposition différente dans les deux cas (normale dans la pl. VI, anormale dans la figure 65), du côlon pelvien, de son méso et de la fossette intersigmoïde.

LÉGENDE DE LA FIGURE 64.

C. côlon. — A., l'aorte abdominale au niveau de sa bifurcation. — A. m. i, artère mésentérique inférieure. — Ug, uretère gauche. — Cp, côlon pelvien. — V, vessie.

LÉGENDE DE LA FIGURE 65.

Cp, côlon pelvien. — Ap, appendice vermiculaire. — U, uretère. — A i e, artère iliaque externe. — fi, fossette intersigmoïde. —P c i, pli colico-iliaque. — c d, canal déférent. — V, vessie avec les deux artères ombilicales.

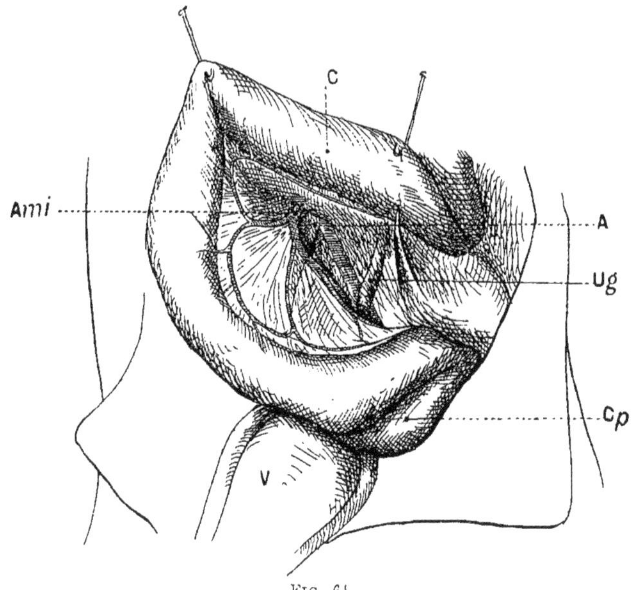

FIG. 64.

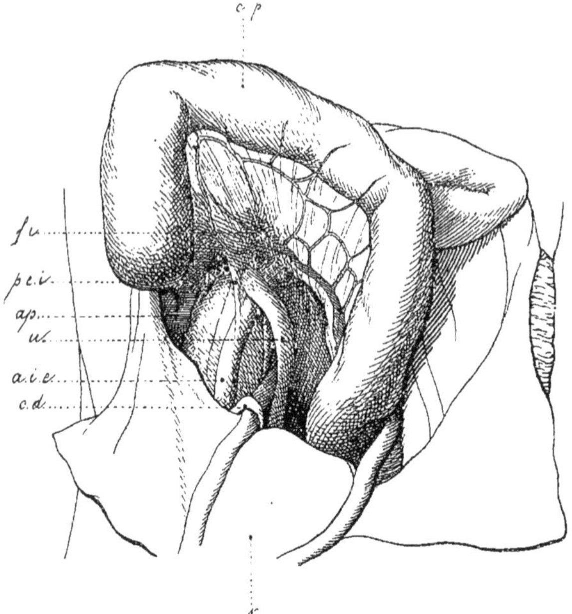

FIG. 65.

TABLE DES MATIÈRES

IMPRIMERIE LEMALE ET Cie, HAVRE

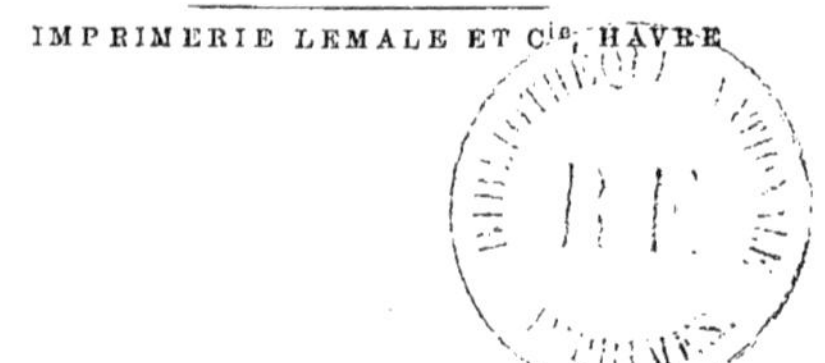

PLANCHES

PLANCHE I

Cette planche représente la cavité abdominale de quatre embryons (grandeur naturelle).

Sur deux de ces embryons (A et B) leur côlon gauche (cg) est dans le deuxième stade, *stade de différenciation*, de ce que j'ai appelé la *période primitive* (voir ma thèse, p. 25 et suiv.). On peut voir en effet sur les figures A' et B' que le mésentère du côlon gauche, le *mésentère terminal* (mt) est libre et a pu être facilement détaché de la paroi abdominale pour être renversé à droite.

Sur les embryons plus âgés (C et D), on peut voir le début de ce que l'on a appelé la *période de transition* (voir thèse, p. 32) dans l'évolution embryonnaire du côlon gauche et de son méso. En effet l'examen des figures C' et D' montrent que la partie toute supérieure du côlon gauche, le *côlon descendant* (cd) adhère au bord externe du rein gauche par un très court méso. Aussi la ligne d'insertion pariétale du mésocôlon gauche primitif s'est modifiée. Au lieu de verticale et médiane qu'elle était sur les figures (A' et B') (m p), *racine primitive*, elle est maintenant (fig. C' et D') verticale et médiane sur une longue étendue : *racine primitive* (rp), et oblique en haut à gauche et en dehors dans sa partie supérieure : *racine secondaire* (rs). Au niveau de la rencontre des deux racines : primitive et secondaire, le mésocôlon pelvien transitoire (mp), présente une petite fente : l'entrée de la *fossette intersigmoïde* (fi) ; par cet orifice paraît sortir l'uretère (u) situé sur le plancher de la fossette. (Voir thèse, p. 33 et 34.)

LÉGENDES DES FIGURES

FIG. A. — f, surface de section du foie. — e, grand épiploon. — cg, masse de l'intestin grêle mobile. — d, duodénum embrassant le pédicule mésentérique dans un anneau complet. — cg, le côlon gauche avec ses anses. — r, rein gauche. — U, uretère gauche. — gg, glande génitale (ovaire). — V, vessie.

FIG. A'. — Même embryon que dans la figure A ; le paquet d'intestin grêle a été enlevé, et le mésentère commun de l'intestin grêle et de la portion antérieure ou droite du gros (mc) a été sectionné près de sa racine. — Cd, côlon droit. — mt, mésentère terminal du mésocôlon gauche primitif. — Les autres lettres ont la même signification que dans la figure A.

FIG. C'. — Même embryon que celui figuré en C, dont l'intestin et le mésentère ont subi la même préparation qu'en A'. — Cd, côlon descendant. — Cp, côlon pelvien transitoire. — mp, mésocôlon pelvien transitoire. — rp, racine primitive du mésocôlon pelvien. — rs, sa racine secondaire. — f. i, l'orifice de la fossette intersigmoïde. — U, uretère gauche.

J'ai cru inutile de donner une légende pour les figures B, C, D, B' et D'. Un simple coup d'œil suffit pour en comprendre les diverses parties.

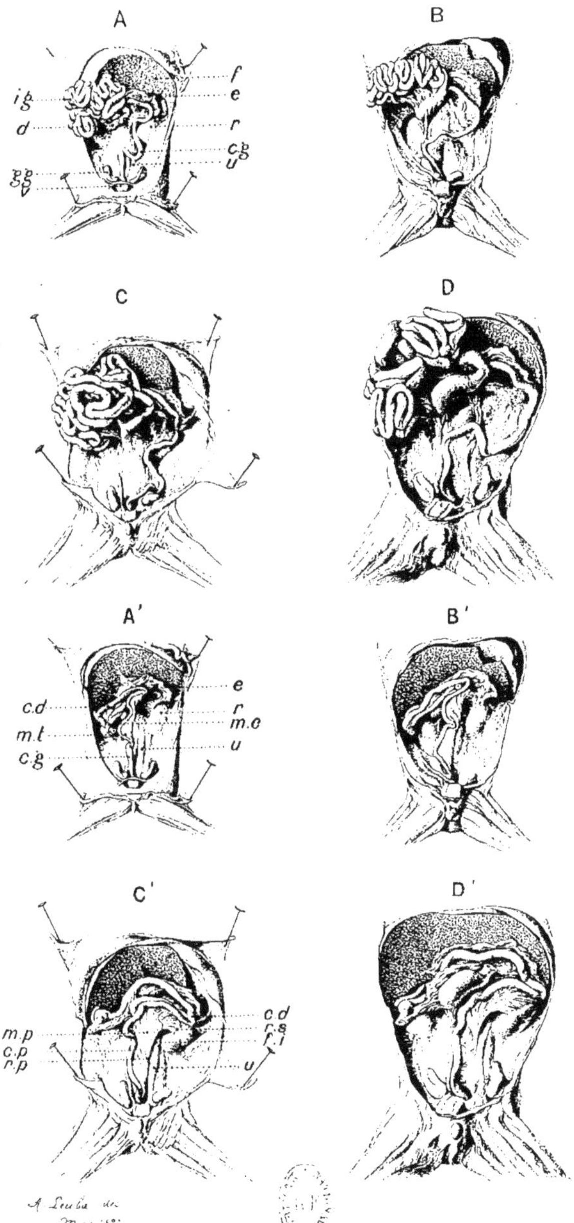

A. Leuba del.
Mars 189[illegible]

PLANCHE II

Cette planche représente quatre embryons de la *période de transition*.

Sur les embryons E et F je n'ai fait représenter que la disposition du côlon qui seule était intéressante. Sur les autres deux embryons G et H', j'ai tenu à montrer aussi la disposition du mésocôlon pelvien transitoire (m p), car on peut suivre sur ces embryons le déplacement de la racine secondaire (r s, fig. G' et H') du mésocôlon, et celui de la fossette intersigmoïde (f. i, fig. G' et H').

LÉGENDE DES FIGURES :

Fig. E. — M, ligne de section du mésentère commun de l'intestin grêle et de la portion droite du gros. — C, cæcum et son appendice. — C p, le côlon pelvien. — a. s. c, angle splénique du côlon (flexura coli lienalis). — d, duodénum. — es, estomac, — e, grand épiploon. — r, rein gauche.

Fig. F. — Cd, côlon descendant. — cp, côlon pelvien. — r, rein gauche. — p. g, e, plica genito-enterica de Treitz.

Fig. G. — e, épiploon, — d, duodénum. — r, rein.

Fig. G'. — cd, côlon descendant. — cp, côlon pelvien. — m. p., mésocôlon pelvien transitoire. — r. p, sa racine primitive. — r. s., sa racine secondaire. — f. i., la fossette intersigmoïde. — r, rein. — U, uretère.

Fig. H'. — r. s, r. p. . même signification que dans la figure précédente.

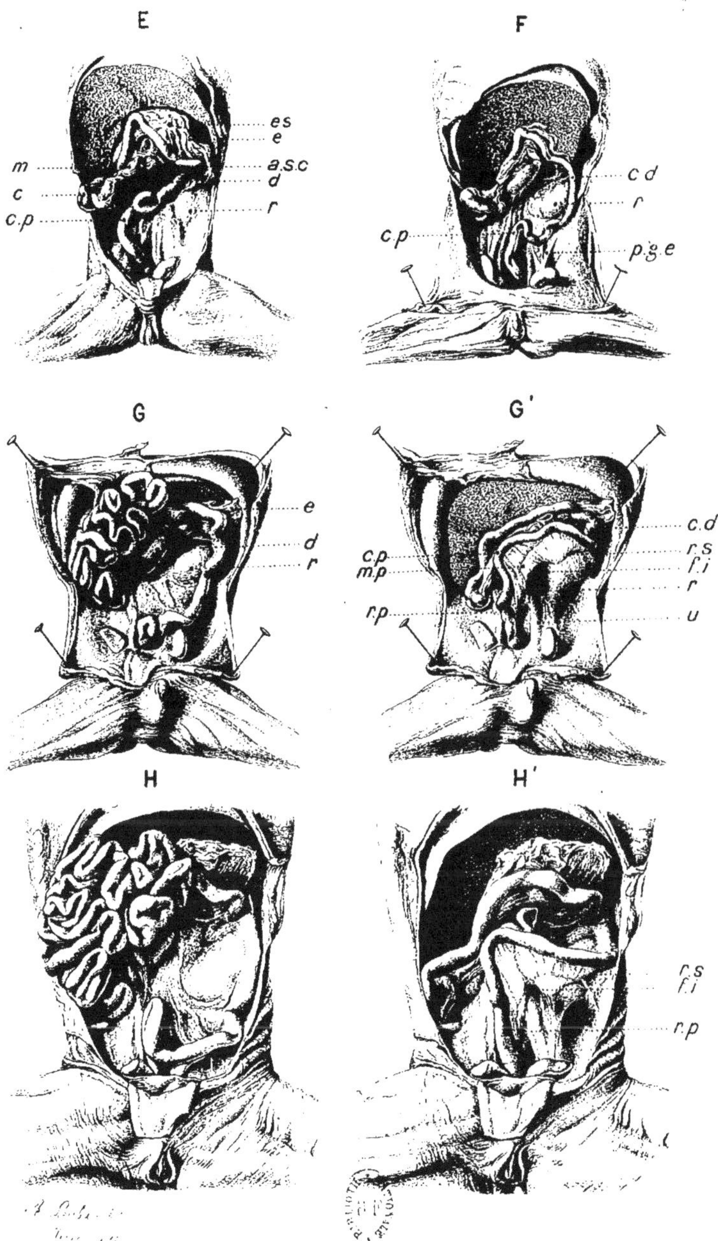
E
es
e
m
a.s.c
d
c
r
c.p
F
c.d
r
c.p
p.g.e
G
e
d
r
G'
c.d
r.s
c.p
f.i
m.p
r
r.p
u
H
H'
r.s
f.i
r.p

PLANCHE III

Cette planche représente deux embryons de la fin de la période transitoire. Le côlon pelvien est encore situé, pour la plus grande partie, dans la cavité abdominale au-dessus de l'entrée du petit bassin, mais le mésocôlon pelvien présente, à peu de chose près, la disposition qu'il a sur le nouveau-né (comparer figures I' et J' avec la planche VII). Les modifications principales subies par le côlon pelvien et par son méso sont : 1° Allongement considérable du côlon (c. p.); 2° abaissement très marqué de la racine secondaire (r. s.) du mésocôlon pelvien ; 3° abaissement aussi de l'orifice de la fossette (f. i.).

LÉGENDE DES FIGURES :

FIG. I. — d, duodénum. — c d, côlon descendant. — r, rein — c. p., côlon pelvien. Ce dernier présente une disposition appartenant au premier type : double anse, dont une relevée dans le ventre (voir ma thèse, p. 37).

FIG. I'. — Même embryon que dans la figure précédente. — c d, côlon descendant. — c. p. côlon pelvien relevé et renversé en haut. — m. p., mésocôlon pelvien. — r. p, sa racine primitive. — r. s., sa racine secondaire. — f. i., fossette intersigmoïde. — U, uretère.

FIG. J. — d, duodénum. — f. d., fossette duodénale inférieure (voir mon travail sur l'anatomie topographique du duodénum, p. 41 et suivantes). — C. d., côlon descendant — c. p., côlon pelvien, sa situation à l'ouverture du ventre. — U, uretère.

FIG. J'. — Même embryon que dans la figure précédente le côlon pelvien renversé en haut, laisse voir le mésocôlon pelvien avec la fossette intersigmoïde : f. i. — r p., sa racine primitive. — r. s., sa racine secondaire. — p. c. i., pli colico-iliaque : allant du mésocôlon pelvien au péritoine iliaque (voir mon ouvrage sur les Hernies rétro-péritonéales, p. 137 et fig. 37, r).

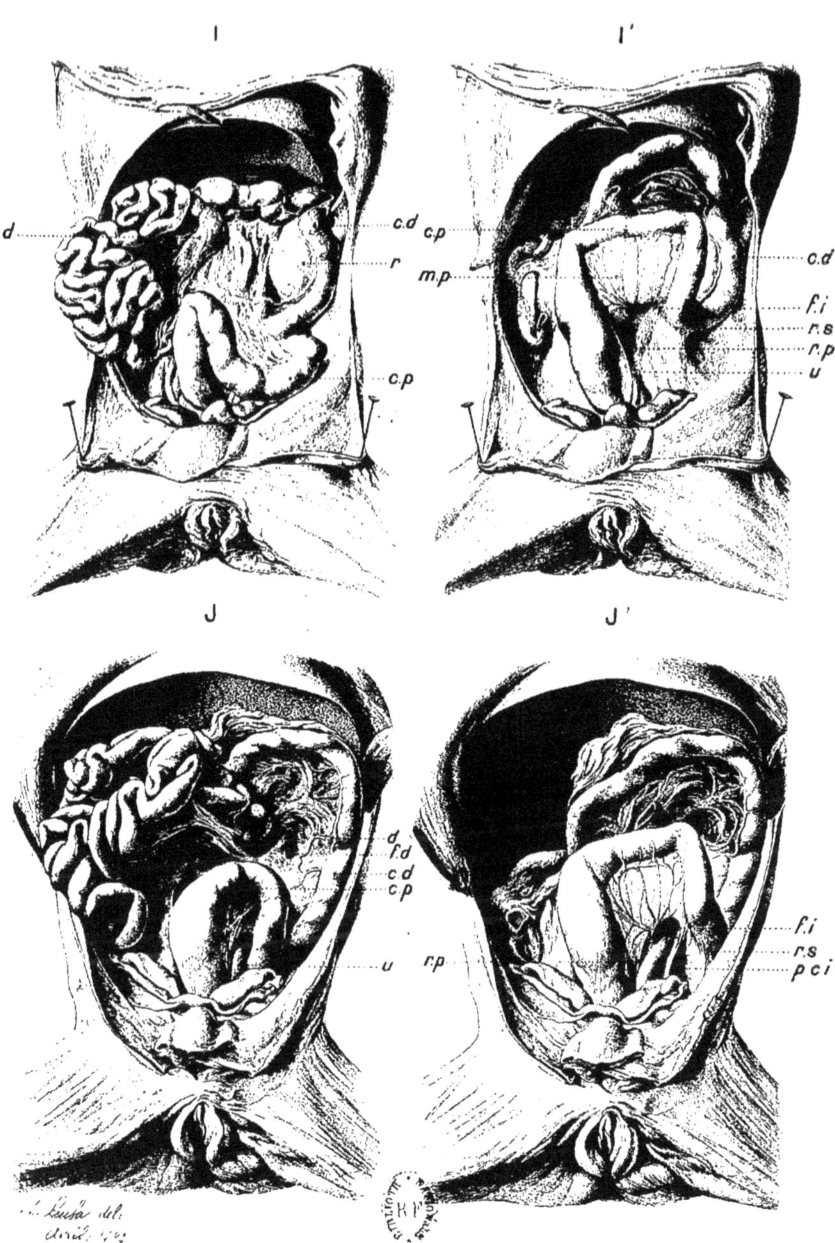
I
I'
d
c.d
r
c.p
c.p
m.p
c.d
f.i
r.s
r.p
u
J
J'
d
f.d
c.d
c.p
u
r.p
f.i
r.s
p c i

PLANCHE IV

Cette planche représente un seul embryon, le plus âgé de la série. La disposition du côlon pelvien (fig. K, c. p.) appartient au troisième type que j'ai décrit : *double anse iliaque, gauche et droite* (voir thèse p. 38).

Le mésocôlon pelvien (m. p., fig. K') présente à peu de chose près la disposition définitive; ses deux racines primaire (r. p.) et secondaire (r. s.), sa fossette (f i.), ont presque la situation qu'elles occupent sur le nouveau-né (comparer avec planche VII).

LÉGENDE DES FIGURES

Fig. K. — e., grand épiploon. — c. d., côlon descendant. — c. p., c. p., le côlon pelvien.

Fig. K'. — Même embryon, côlon pelvien renversé : c. p., c. p., côlon pelvien. — m. p., mésocôlon pelvien. — r. p., sa racine primitive. — r. s., sa racine secondaire. — f. i., fossette intersigmoïde. — U., l'uretère.

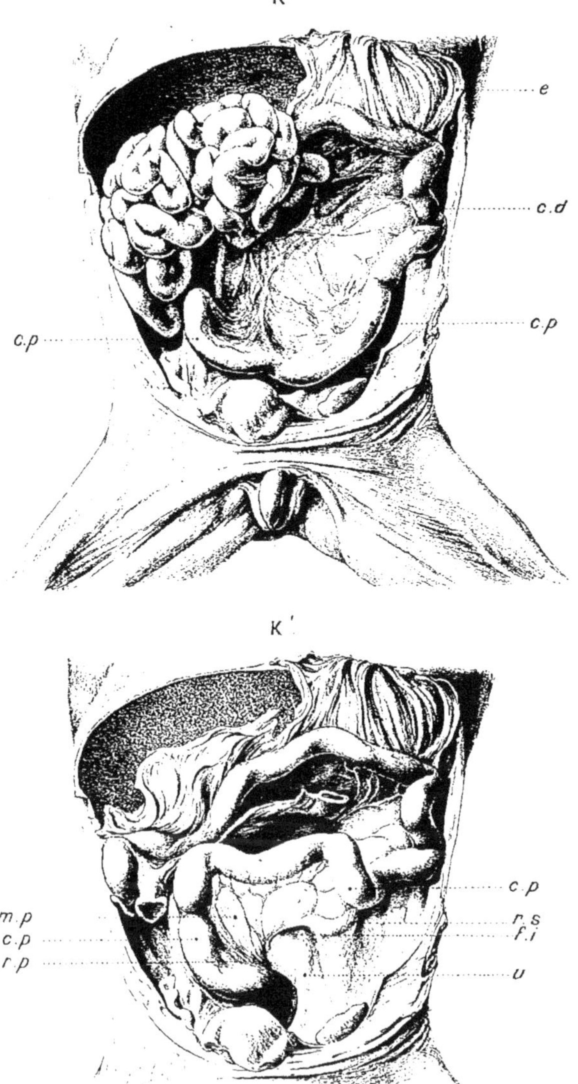
K
e
c.d
c.p
c.p
K'
c.p
m.p
r.s
c.p
f.i
r.p
u

PLANCHE V

Cette planche représente la cavité abdominale d'un nouveau-né grandeur naturelle. Elle est destinée à montrer la disposition ordinaire des côlons à l'ouverture du ventre.

I. g., le paquet d'intestin grêle rejeté à droite. — d., duodénum (portion ascendante). — f. d. s., fossette duodénale supérieure (voir mon travail : Anatomie topographique du duodénum, p. 46). — C. t., le côlon transverse. — c. d., côlon descendant. — c. i., côlon iliaque. — c. p., côlon pelvien : anse prépelvienne. — V. m. i., veine mésentérique inférieure. — a. c. g., artère colique gauche. — a. m. i., artère mésentérique inférieure. — tr. a. s., tronc commun des artères sigmoïdes et de la colique gauche. — U., uretère. — a.i., artère iliaque primitive droite. — V., vessie avec les deux artères ombilicales.

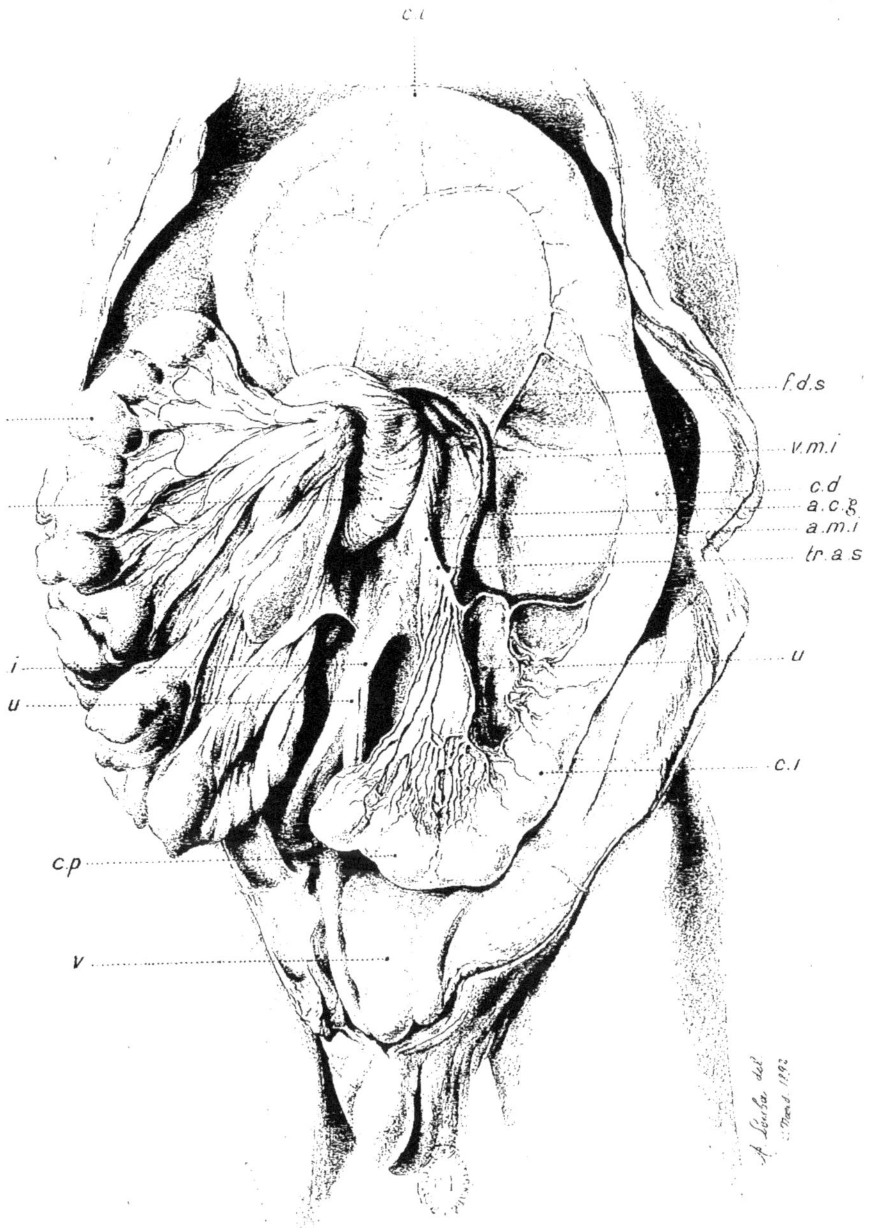

c.i
f.d.s
v.m.i
c.d
a.c.g
a.m.i
tr.a.s
i
u
u
c.i
c.p
v

PLANCHE VI

Cette planche montre la disposition ordinaire du côlon dans la cavité pelvienne. La préparation a été faite sur le même nouveau-né qui a servi pour la planche précédente. La coupe frontale du bassin a passé par le centre des cavités cotyloïdes. La vessie a été enlevée pour laisser voir le côlon situé derrière elle.

C. p., côlon pelvien : anse mobile. — a. r., ampoule rectale. — r., rectum (entre r. et a. r., on voit la ligne de section du péritoine pelvien pré-rectal). — a. i. e., lumière de l'artère iliaque externe coupée. — V. i. e., lumière de la veine iliaque externe coupée. — a. o., lumière de l'artère ombilicale coupée. — U., lumière de l'uretère coupé.

Pour les autres organes, voir la légende de la planche précédente.

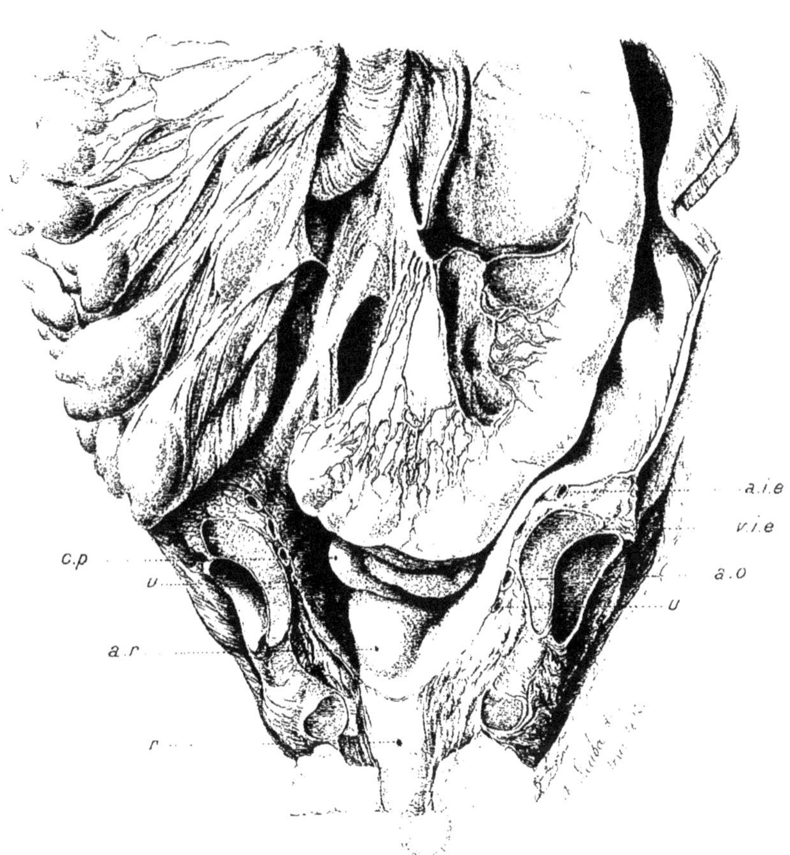

a.i.e
v.i.e
c.p
a.o
u
u
a.r
r

PLANCHE VII

Cette planche représente le côlon pelvien retiré du petit bassin et déployé pour montrer la face inférieure (devenue antérieure), du mésocôlon pelvien et la fossette intersigmoïde.

Même nouveau-né que dans les planches V et VI.

C. p., anse mobile du côlon pelvien, retiré de la cavité du petit bassin et renversé en haut et en arrière. — c. d., côlon descendant. — f. i., orifice de la fossette intersigmoïde, dont on peut voir les rapports avec les vaisseaux sigmoïdes. — p. c. i., pli colico-iliaque, reliant le mésocôlon pelvien au péritoine iliaque. — a. h., artère hypogastrique. — a. i. e., artère iliaque externe. — U., uretère.

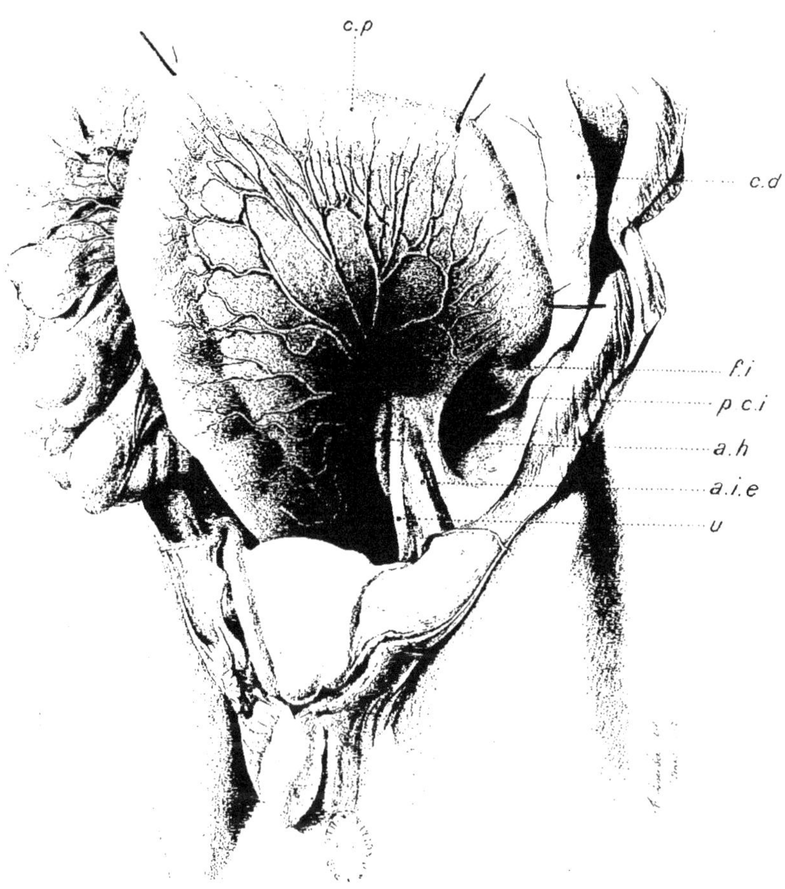
c.p
c.d
f.i
p.c.i
a.h
a.i.e
u

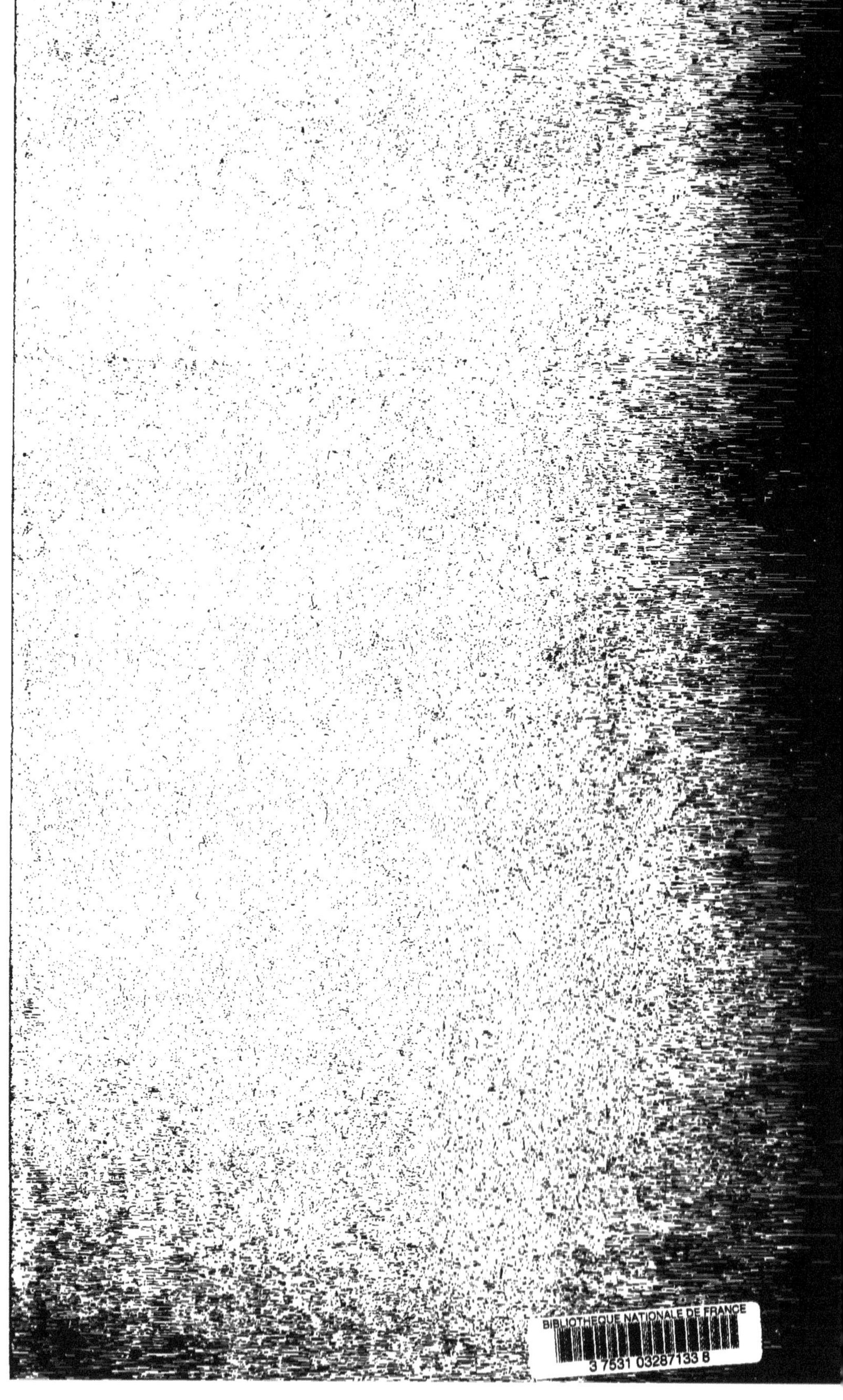

www.ingramcontent.com/pod-product-compliance
Ingram Content Group UK Ltd.
Pitfield, Milton Keynes, MK11 3LW, UK
UKHW020211200726
13856UKWH00004B/1323

9 782011 784032